PETIT

GUIDE-MANUEL

DES MÈRES DE FAMILLE

MÉDICATION ET HYGIÈNE DENTAIRE

PAR

MM. IMRIE ET GREGORY,

(Cabinet de M. Stevens aîné).

RUE DE LUXEMBOURG, 42.

PARIS

IMPRIMERIE BALITOUT, QUESTROY ET Cᵉ,

7, RUE BAILLIF ET RUE DE VALOIS, 18

1867

INTRODUCTION

Presque innombrables sont les livres écrits sur l'*Art den-
tuire*.

Combien ont été lus par le public auquel ils prétendent
s'adresser? Fort peu.

C'est que la plupart de ces livres, trop savants, hérissés
de termes techniques, ne sont réellement qu'à la portée des
hommes spéciaux.

Qu'ils soient utiles, ces livres, aux jeunes dentistes; que
plusieurs d'entre eux fournissent même aux vieux praticiens
des enseignements fort importants, on ne saurait le nier.
Mais est-ce là le but qu'ils se proposent? Et la masse du
public, qu'ils entendent éclairer avant tout, en fait-elle sé-
rieusement son profit? Les études anatomiques et physio-
logiques qui les émaillent, pense-t-on qu'elles exercent sur
les mères de famille, sur les personnes livrées au-dehors à
de tout autres occupations, un attrait quelconque?

Si chacun pouvait, de prime abord, comprendre l'importance de ces études dans la question des dents, point
de doute, chacun les lirait avec empressement; si tous
saisissaient bien les rapports qui si souvent existent entre
les affections dentaires et telle maladie grave dont on fixe
le siége partout ailleurs que dans la bouche, tous vou-
draient connaître et connaître à fond ce qui concerne un
organe aussi considérable.

Mais on n'en est pas là.

Toutefois, notre intention est aussi d'offrir aux parents un petit Guide-Manuel qui, par sa clarté unie à la brièveté, puisse être utilement consulté par eux. Telle est l'importance du sujet que, au risque d'encourir, nous aussi, quelques-uns des reproches mérités par nos devanciers, nous n'hésitons pas à suivre la même carrière. Parents et amis en tireront toujours quelque profit. C'est notre ferme espoir.

Cet opuscule comprendra les chapitre suivants :

I. PREMIÈRE ET DEUXIÈME DENTITION.

II. CONSERVATION ET REDRESSEMENT DES DENTS.

III. MOYENS PRÉSERVATIFS ET CURATIFS DE LA CARIE.

IV. OBTURATION DES DENTS.

V. DENTS ARTIFICIELLES.

VI. HYGIÈNE DENTAIRE.

MÉDICATION

ET HYGIÈNE DENTAIRE

CHAPITRE PREMIER.

PREMIÈRE ET DEUXIÈME DENTITIONS.

La première dentition commence de six à huit mois. Elle se termine vers l'âge de deux à trois ans.

De six à huit mois (parfois aussi de quatre à treize mois) on voit surgir d'abord les *incisives moyennes* ou centrales (dents de devant); puis, de sept à neuf mois, les *incisives latérales*; de dix-sept à dix-huit mois paraissent les *canines*; de quatorze à seize mois, les *premières molaires*; enfin, de vingt-quatre à trente-quatre mois, les *secondes molaires*.

Le nombre total de ces premières dents s'élève à vingt.

La seconde dentition commence vers l'âge de six ou sept ans.

De six à sept ans, les premières grosses molaires font leur apparition; de sept à neuf, les incisives moyennes et latérales; de neuf à dix, les premières et les deuxièmes petites molaires; de onze à douze, les canines; de douze à treize, les deuxièmes grosses molaires; enfin, de dix-huit à vingt-quatre, mais parfois beaucoup plus tard, se montrent les troisièmes grosses molaires ou dents de sagesse.

Les dents alors atteignent le chiffre de trente-deux.

La première dentition donne trop souvent lieu à des accidents nombreux : sécrétion abondante de la salive, gonflement des gencives, fièvre, diarrhée, spasmes et convulsions. Il importe au plus haut degré d'exercer sur l'enfant une surveillance incessante pendant cette période.

Les dents une fois sorties, quoique destinées à disparaître et faire place à de nouvelles, demandent des soins beaucoup plus grands que ceux dont on les entoure ordinairement. On doit les traiter, non avec négligence, comme on le fait, mais avec autant d'intérêt que les dents permanentes. Leur chute prématurée entraîne toujours, ou presque toujours, l'obliquité de celles-ci; elle empêche l'agrandissement de l'alvéole, etc. Les dents de lait ne doivent point être arrachées, hormis dans le cas où elles seraient un obstacle au développement des dents nouvelles et menaceraient ces dernières de déviation.

La seconde dentition n'a pas la gravité de la première. Pourtant la sortie des troisièmes grosses molaires ou dents de sagesse peut amener des accidents qu'il est bon de combattre énergiquement. Souvent il sera nécessaire de recourir à l'extraction.

Quelques mots seulement sur le mode de production des dents et sur leur structure.

Dans la cavité de l'alvéole, on remarque de petits sacs membraneux (capsules des dents) contenant une masse molle qui est le germe ou bulbe. De ce germe sort une substance liquide qui durcit peu à peu, enveloppe le germe et se moule sur lui. C'est la dent. En se développant, elle franchit l'alvéole, perce la gencive et paraît au dehors.

On distingue dans les dents une partie molle et une partie dure.

La première est constituée par la pulpe dentaire, masse

nerveuse renfermée dans la cavité de la dent et qui donne à celle-ci la sensibilité dont elle est douée. Une petite artère et une petite veine traversent la pulpe.

La partie dure comprend : l'émail, portion extérieure de la dent ; l'ivoire, qui constitue la plus grande partie de celle-ci et qu'on rencontre sous l'émail de la couronne, sous le cément de la racine ; le cément, qui recouvre l'ivoire de la racine, est enveloppé d'une membrane mince (périoste alvéolo-dentaire).

Toutes les dents se composent : d'une couronne, d'une ou de plusieurs racines, et d'un collet (entre la racine et la couronne).

On les partage en trois catégories :

Incisives (dents du devant). Elles sont au nombre de huit : quatre en haut et quatre en bas ; à racine simple ; à base tranchante, de manière à couper les aliments.

Canines. Elles sont au nombre de quatre : deux en haut et deux en bas ; à racine simple ; à base taillée en pointe, de manière à déchirer les aliments.

Molaires. Elles sont au nombre de vingt et se divisent en petites molaires et grosses molaires.

Les petites molaires, au nombre de huit, ont une couronne à deux terbercules conoïdes, une racine double, mais réunie.

Les grosses molaires, au nombre de douze, ont une couronne à plusieurs tubercules, deux ou trois racines, sauf la dernière grosse molaire (dent de sagesse) qui souvent semble n'en avoir qu'une.

CHAPITRE II.

CONSERVATION ET REDRESSEMENT DES DENTS.

Dans ce chapitre, nous voulons montrer combien il importe de veiller à la conservation des dents, énumérer les avantages qui résultent de leur conservation, et parler brièvement du redressement des dents.

On doit attacher une importance extrême au bon entretien de la bouche. Il est à regretter qu'en France l'on néglige si généralement tout ce qui concerne l'hygiène dentaire. Pourquoi attendre au dernier moment et ne pas se rendre chez le dentiste avant que le mal soit inévitable?

Au point de vue physique, c'est-à-dire au point de vue de la santé, les dents ont un rôle *considérable*. Est-ce sans motif plausible que plusieurs savants n'ont pas hésité à les qualifier de *moulin de la vie?* Non ; les dents ont pour mission première de livrer à l'estomac les aliments qu'il exige et dans l'état où il les exige. Mal broyés, les aliments fatiguent l'estomac, en lui imposant un travail que les dents eussent dû accomplir. Aussi, chez l'homme, la gastrite, et chez la femme, l'hystérie, sont-elles devenues d'une fréquence qui effraie. Nous laissons de côté une foule d'autres affections moins graves, mais suffisantes toutefois pour torturer toute une existence.

Au point de vue moral, c'est-à-dire au point de vue du charme que tout homme doit tendre à exercer sur ses semblables, les dents n'ont pas un rôle inférieur au précédent. Il suffit, pour s'en convaincre, de voir en présence deux personnes dont l'une aura toutes ses dents régulières, parfaitement soignées, et dont l'autre ne laissera voir que des dents négligées, malades ou absentes. Vers laquelle de ces deux personnes, à mérite égal d'ailleurs, se porteront de préférence nos inclinations, notre sympathie ?

Un chapitre spécial sera consacré plus loin à l'hygiène de la bouche. Dès maintenant, touchons pourtant une question qui s'y rattache : le redressement des dents.

Règle générale : la première dentition indique qu'elle sera la seconde. Si, par exemple, les dents de lait sont un peu écartées, si la voûte du palais est arrondie, si le menton n'offre point un angle trop saillant, la seconde dentition sera presque toujours régulière.

Au contraire, si ces différentes conditions ne se présentent pas, il est certain que la seconde dentition laissera à désirer. Dans ce cas, on devra recourir sans retard au dentiste, qui seul poura obvier à cet état de choses.

Les diverses opérations auxquelles le redressement des dents peut donner lieu n'ont rien d'attrayant. Mais il ne faut pas s'en effrayer outre mesure. Ce n'est pas tant par la force que par la patience qu'on vient à bout des dents rebelles. Une action lente sur ces dents réussit le plus souvent beaucoup mieux qu'une action rapide et énergique. En deux mots, ici comme dans la fable de La Fontaine :

> Patience et longueur du temps
> Font plus que force ni que rage.

Patience de la part du dentiste, patience de la part du sujet ; et le résultat est presque toujours assuré. N'est-on pas largement payé de sa persistance lorsque, au lieu de dents enchevêtrées, affectant toutes les directions, sauf la bonne, mettant à la prononciation des obstacles insurmontables, rendant la bouche plus ou moins hideuse, on se voit enfin possesseur de dents irréprochables, grâce auxquelles la prononciation redevient nette et la bouche séduisante ?

CHAPITRE III.

MOYENS PRÉVENTIFS ET CURATIFS DE LA CARIE.

D'après le célèbre Hunter, la carie commence d'ordinaire extérieurement. Quand l'émail est détruit, la partie osseuse de la dent est mise à découvert, et une tache brune foncée qui survient indique, en général, que la carie est déclarée. Quelquefois, pourtant, aucun changement de couleur ne se produit; le mal alors ne devient visible que lorsqu'il s'est opéré dans la dent une excavation considérable.

Ordinairement, la partie morte est d'abord arrondie, mais non toujours. Dans les molaires, à leur surface, elle affecte la forme d'une crevasse que comble une substance noirâtre ou noire. Dans les incisives, la carie débute le plus souvent (lorsque les dents sont serrées) au point de contact entre les couronnes; mais plus tard, chez les personnes de trente à cinquante ans, la carie attaque le collet, qui y est exposé par le déchaussement, de sorte que la dent finit par être à peu près divisée en deux parties.

L'intérieur de la dent est aussi, mais beaucoup plus rarement, attaqué d'abord. La dent, en ce cas, devient d'un noir brillant, fait qu'explique la transparence de la partie extérieure de l'organe. Aucun trou n'existe au dehors.

On distingue deux sortes de carie : l'une sèche, l'autre molle ou humide.

La carie est sèche, quand elle s'arrête dans son développement et présente une surface dure peu impressionnable.

La carie est molle ou humide, quand, au contraire, elle va toujours gagnant du terrain, cause des douleurs parfois intolérables, envahit la pulpe, détruit l'ivoire et ne laisse de la dent que la racine (chicot).

La cause première de la carie réside dans a composition même de la dent. Les éléments chimiqnes qui la forment, plus ou moins altérables, se décomposent, se désagrègent sous certaines influences, et de là la carie.

Les causes secondes sont nombreuses. On peut les répartir en deux ordres : elles sont ou héréditaires ou accidentelles. Héréditaires, quand les parents ont eux-mêmes de mauvaises dents, fait trahissant en eux un vice quelconque de constitution ; accidentelles, quand la carie se déclare en dehors de tout fait d'hérédité.

Cette double origine de la carie indique un double mode de traitement.

Une mère, dont les dents sont cariées, doit, pour prévenir la carie chez son enfant, se soumettre à un traitement spécial, ou confier cet enfant à une nourrice parfaitement saine, ou bien encore le soumettre directement à un régime particulier (1). De cette façon, les éléments chimiques exigés par les dents, éléments qui ont fait défaut à l'enfant lors de sa naissance, entreront dans l'économie de celui-ci, et la carie sera évitée ou considérablement atténuée dans ses fâcheuses conséquences.

Mais admettons que la carie soit un fait accompli. Elle est là, évidente, palpable.

Que faire? Demeurera-t-on impassible, les bras croisés, attendant qu'elle ait exercé tous ses ravages ?

Loin de là. Plus le mal est grand, plus il convient d'agir énergiquement.

Outre le régime signalé plus haut, et qu'un dentiste

(1) Les substances qui entrent dans la composition des dents phosphat·, fluate et carbonate de chaux, phosphate de magnésie, etc., devront, suivant les cas, être introduits dans l'alimentation, en plus ou moins grande quantité. Voyez les curieuses expériences de M. le d·ctcur B·cquerel, sur le rôle des phosphates dans le système osseux.

expérimenté pourra seul établir, déterminer, on devra recourir aux moyens indiqués au chapitre suivant.

CHAPITRE IV.

OBTURATION DES DENTS.

La carie est enrayée par l'obturation de la dent malade. C'est une opération des plus délicates.

D'abord, quelle substance doit être employée pour pratiquer l'obturation ?

On a tour à tour préconisé :

Le plomb et l'étain, qui s'oxydent avec une facilité déplorable ;

Le mastic et la gutta-percha, que la salive emporte et détruit en peu de temps ;

L'oxychlorure de zinc (ciment Sorel), qui exerce sur les dents une action fâcheuse ;

Le ciment minéral, amalgame de mercure, de cadmium, de cuivre, etc., dont la santé générale ne tarde guère à subir les tristes atteintes.

Une seule substance paraît à l'abri de tous ces reproches : C'est l'or.

Donc, ce n'est point au plombage, mais à l'aurification qu'on devra recourir pour obturer une dent.

Mais, avant d'en venir à l'obturation, il faut d'abord ou enlever ou anéantir (paralyser) toute la partie malade de la dent. On arrive à ce résultat, soit au moyen de caustiques qu'on introduit dans la dent, soit au moyen du grattage de la portion cariée, soit enfin, lorsque la pulpe dentaire est à découvert, en extirpant entièrement cette pulpe ou en la détruisant à l'aide de substances appropriées (nitrate d'argent, acide arsénieux, chlorhydrate de morphine, etc).

La dent, une fois purgée de la carie ou débarrassée de la pulpe qui la rendait si atrocement sensible, est alors remplie avec des feuilles d'or convenablement préparées. Celles-ci, quand elles ont été introduites par une main habile, se moulent sur les accidents de la dent et font, en quelque sorte, corps avec elle.

Les avantages de l'emploi de l'or dans l'obturation des dents sont : l'inaltérabilité et la malléabilité.

Aucune autre substance ne les a présentés jusqu'ici.

CHAPITRE V.

DENTS ARTIFICIELLES.

En thèse générale, il est peu de dents qui ne puissent être conservées. On a dit : quatre-vingt-quinze sur cent ; le chiffre est peut-être un peu élevé ; mais, certainement, le chiffre des dents sur lesquelles on fait main basse d'ordinaire, est exagéré. Les cas sont rares, en réalité, où une dent doive être extraite.

Une dent enlevée doit être remplacée ; telle est la règle. Cependant, lorsqu'il s'agit d'une dent de sagesse ou d'une seule molaire, on s'abstient le plus souvent.

Comment remplacer une dent enlevée ?

On a successivement employé : les dents d'hippopotame, les dents naturelles, les dents minérales.

Chaque système présente plus ou moins d'avantages. Le dentiste doit être juge de celui qu'il convient d'adopter.

Les dents d'hippopotame, lorsque la bouche est saine, exempte d'acidités, sont fort loin de mériter les dédains dont on les a entourées depuis quelques années. Nous ne serions pas étonné qu'on y revînt. Elles sont peu embarrassantes, répondent admirablement aux besoins de la mastication et de la prononciation, et l'on s'y accoutume sans difficulté.

Les dents naturelles, lorsque l'émail en est bien conservé, seraient préférables à toutes autres dents ; mais, après quelques années, elles s'altèrent plus ou moins complétement.

Les dents minérales, dans l'état de perfectionnement qu'on est parvenu à leur donner, l'emportent de beaucoup et sur les dents naturelles et sur les dents d'hippopotame. Elles sont susceptibles de prendre toutes les teintes et par-conséquent d'affecter les mêmes apparences que les dents naturelles qui restent. En second lieu, elles sont complétement inaltérables, c'est-à-dire que leur durée est indéfinie.

C'est donc aux dents minérales que nous donnons très-généralement la préférence.

Les dents artificielles sont maintenues en place, soit à l'aide de pivots qui pénètrent dans les racines, soit à l'aide de crochets ou de ressorts qui s'adaptent aux dents voisines ou plus ou moins éloignées, soit simplement à l'aide de la pression atmosphérique.

Les différentes pièces destinées à maintenir les dents artificielles sont, suivant les cas, en or, en argent, en platine, en vulcanite ou en hippopotame.

L'or ou le platine s'emploie, lorsque l'articulation de la mâchoire supérieure et de la mâchoire inférieure ne permet que très-peu d'épaisseur à la base du dentier. Dans ce cas, la vulcanité offrirait trop peu de résistance.

La vulcanite, consolidée par une plaque métallique, est solide et légère ; elle est douce aux gencives et ne tranche qu'imperceptiblement sur la couleur des parois buccales. Elle se moule avec exactitude sur les inégalités, les sinuosités, et tous les accidents de la bouche.

CHAPITRE VI.

HYGIÈNE DENTAIRE.

Quelques mots suffiront pour résumer tout ce qui concerne l'hygiène dentaire :

1° Tenir les dents propres ;

2° Ne leur point imposer trop souvent l'usage de certains aliments.

Les dents auront toute la propreté voulue si le matin, en se levant, et le soir, en se couchant, on les brosse avec la brosse de crin dans tous les sens, antérieurement, postérieurement, de bas en haut, de haut en bas, de gauche à droite et de droite à gauche. On se rincera la bouche ensuite, ou avec de l'eau pure, ou avec de l'eau dans laquelle on aura délayé quelques gouttes d'un élixir astringent, mais non irritant. Après chaque repas, on devra aussi se rincer la bouche.

Ce dernier point ne manque pas d'importance. Après un repas, les interstices des dents sont toujours plus ou moins remplis de débris d'aliments ; ces débris se décomcomposent, s'altèrent. S'ils n'avaient que l'inconvénient grave de donner à l'haleine une odeur désagréable ! mais ils ont, en outre, celui plus grave encore d'agir sur l'émail, sur les gencives. De toute nécessité, on doit donc les enlever.

L'usage du cure-dent doit être en partie abandonné. Sauf le cure-dent formé d'une plume, tous présentent une dureté qui répugne à la dent, Le rince-bouche est préférable.

Quant aux aliments, solides ou liquides, dont l'usage doit être, sinon réprouvé, au moins modéré, on doit mettre en première ligne le vinaigre et tous les acides, ainsi que les mets trop épicés.

Telles sont, résumées succinctement, les prescriptions de l'hygiène dentaire. Il est de toute nécessité de ne les jamais perdre de vue. Le moindre oubli, le moindre écart peut avoir des conséquences déplorables : la carie et toutes ses suites.

L'hygiène alors, l'hygiène seule n'a plus rien à faire, lorsqu'on en est là ; l'œil et la main, le conseil et les soins du dentiste sont devenus indispensables.